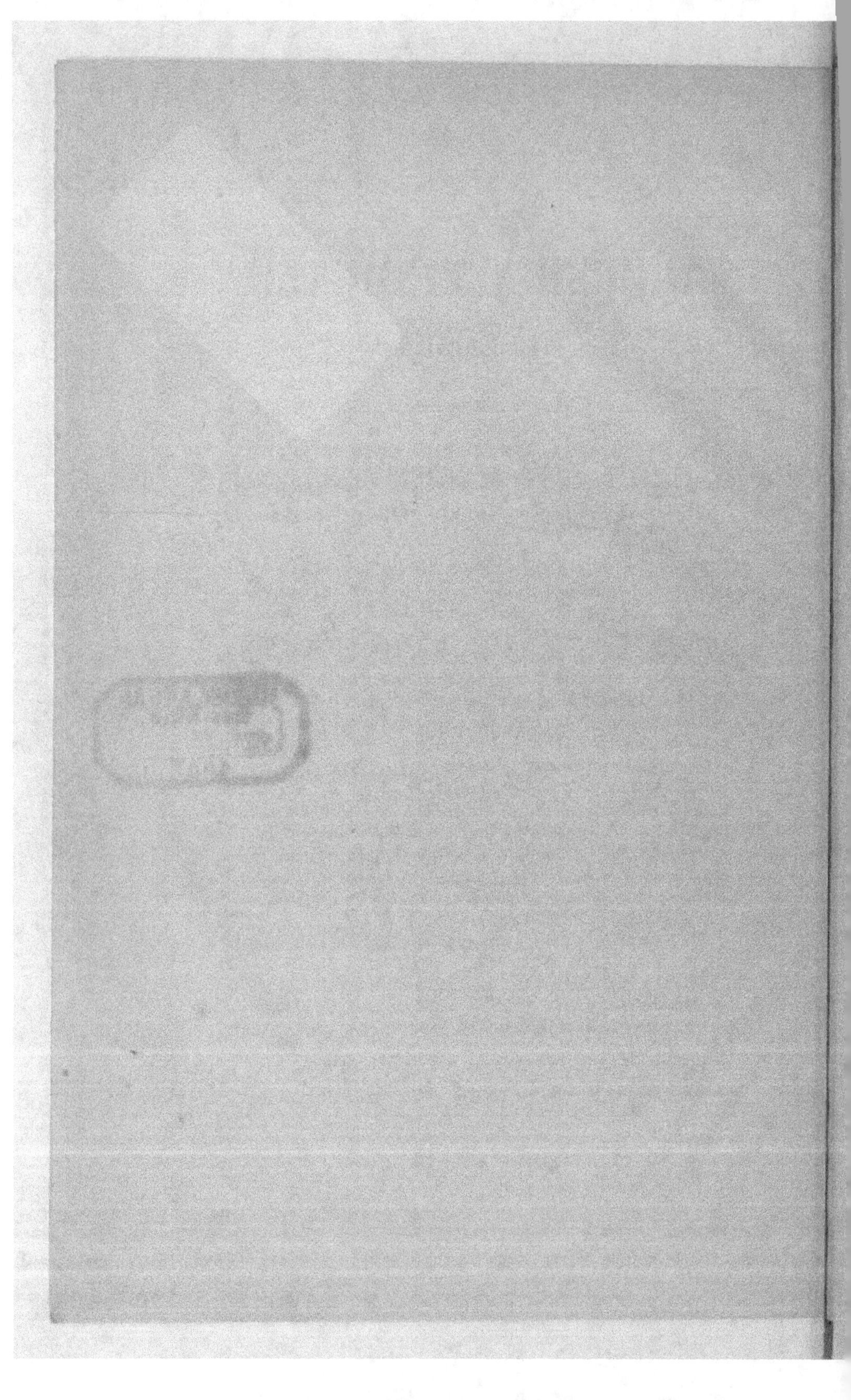

NOUVELLE
EXCURSION MÉDICALE
EN ALLEMAGNE.

Prague. — Vienne. — Réunion des naturalistes et médecins allemands en 1856. — Trieste. — Venise. — Munich.

LETTRES ADRESSÉES A M. LE PROFESSEUR TOURDES,

PAR

V. STŒBER,

PROFESSEUR A LA FACULTÉ DE MÉDECINE DE STRASBOURG.

STRASBOURG,

IMPRIMERIE DE G. SILBERMANN, PLACE SAINT-THOMAS, 5.

1857.

PREMIÈRE LETTRE.

Mon cher collègue,

J'ai suivi le conseil que vous me donniez dans une de vos
charmantes lettres sur l'Allemagne. Je me suis rendu au congrès des naturalistes et médecins allemands à Vienne. C'étaient
moins les discussions et les fêtes du congrès qui m'attiraient
vers Vienne, que le désir de revoir cette ancienne capitale de
l'Autriche, dans laquelle, il y a près de trente ans, j'avais passé
de si heureux moments, d'y retrouver de vieux amis et de faire
connaissance avec cette nouvelle génération de savants qui a
ravivé la gloire de l'antique école viennoise.

Notre collègue Stoltz ne demandait pas mieux que de recommencer avec moi nos pérégrinations médicales.

Nous nous mîmes donc en route le 13 septembre. En nous
rendant à la station de Kehl, nous y trouvâmes quelques confrères qui, peut-être plus sages que nous, allaient vous re-
joindre à Bade et jouir, sous les beaux ombrages de ce faubourg
de Strasbourg, d'un repos plus complet que celui qui nous at-
tendait dans notre lointain voyage.

Notre décision étant irrévocable, nous prîmes nos billets pour
Prague.

En voyage, la ligne droite n'est pas toujours la plus courte,
et pour arriver plus vite à Vienne, nous passons par Francfort,
Leipzig, Dresde et Prague. Partis le 13 de Strasbourg, nous
soupons le 14 dans la capitale de la Bohème.

Déjà à Francfort, nous reconnaissons à leurs allures les
hommes qui se rendent au congrès; leur nombre augmente à

Leipzig, et, dans la gare de Dresde, nous rencontrons une société parisienne, dans laquelle nous trouvons un de nos anciens élèves, M. Sée, aide d'anatomie à la faculté de médecine de Paris. Ses compagnons étaient MM. Moquin-Tandon, professeur à la faculté de médecine de Paris, Payen, membre de l'Institut, Béclard et Orfila neveu, agrégés à la faculté de médecine de Paris, Victor Masson, l'éditeur de tant de beaux ouvrages de médecine, Nachet fils, fabricant d'instruments d'optique.

Ces messieurs se rendent comme nous à Vienne, où nous ajouterons à cette liste de compatriotes, M. Duchenne, de Boulogne, M. Beaude, de Paris, et M. Dagonet, de Stéphansfeld.

Dans notre wagon se trouvaient, en outre, des médecins prussiens, dont quelques-uns nous étaient connus; nous les avions vus à Gœttingue.

Le temps passe vite lorsqu'on voyage ainsi au milieu d'une société de confrères et qu'on parcourt un admirable pays, comme cette vallée de l'Elbe, dont nous ne pouvions nous lasser de contempler les sites pittoresques.

Nous tenions à assister à la séance d'ouverture du congrès; nous ne pouvions donc consacrer qu'une journée à cette belle ville de Prague, si majestueusement située sur les deux rives de la Moldau.

Comme Strasbourgeois, ennemi né de la ligne droite en fait de constructions, je me trouvais ici pleinement satisfait. J'aurais désiré pouvoir errer plus longtemps dans ces rues tortueuses de la vieille ville, contempler plus longtemps ce palais et cette église du Hradschin, et ces sombres demeures des nobles Bohêmes, dont la construction massive et les énormes cariatides rappellent, quoique d'un style très-différent, les palais presque fortifiés des anciens Florentins.

C'est de ce côté que réside l'ex-empereur Ferdinand, que la cour empêche de retourner à Vienne, au dire de quelques personnes, parce qu'il y est trop populaire et qu'il avait fait au peuple des concessions qu'on a annulées depuis.

Mais il fallait mettre notre temps à profit et visiter les institutions médicales.

Prague est la plus ancienne université allemande. Sa fondation en 1348 par l'empereur Charles IV est immortalisée par la statue en bronze de cet empereur, élevée près du pont de la Moldau et décorée de bas-reliefs représentant les quatre facultés.

Sous le rapport médical, Prague a toujours conservé un rang distingué, et les nombreux professeurs qu'elle a récemment fournis à d'autres universités, tels que HYRTL, KIWISCH, SCANZONI, MORAWEK, ARLT, prouvent que, de nos jours, elle n'a pas déchu. C'est que la faculté de médecine possède des moyens d'instruction considérables : je ne citerai que le grand hôpital, la belle maison d'accouchement et l'hôpital des enfants, établissements que j'ai pu visiter.

Tout cet ensemble hospitalier est situé dans la position la plus favorable, à une extrémité de la ville et sur une hauteur qui la domine.

L'hôpital est un bâtiment neuf, qui contient la clinique chirurgicale, les deux cliniques médicales, le service des syphilitiques, dans lequel se trouvaient 230 malades, et la clinique ophthalmologique de 80 lits. Chaque clinique possède son amphithéâtre, ses collections.

Vous voyez, mon cher confrère, que tout cet enseignement est installé largement et suffit aux besoins des élèves. C'est le professeur HASNER qui nous a fait les honneurs de l'hôpital. Il faisait, en l'absence d'un confrère, la visite des syphilitiques, et remplit, depuis qu'ARLT a été appelé à Vienne, les fonctions de professeur de clinique ophthalmologique, auxquelles il sera sans doute appelé définitivement. Ce ne sera que justice [1].

Le bâtiment de l'hôpital est neuf, bien exposé, comme je l'ai dit. Un large corridor court le long des salles du côté nord-ouest ; il sert de promenoir aux malades et facilite le service. J'ai cependant trouvé ici une disposition que je ne puis approuver. Les croisées sont trop rares, trop espacées et surtout trop haut placées. Généralement elles se trouvent à 2 mètres ou 1m,80 au-dessus du parquet. Il en résulte une aération imparfaite de la partie inférieure de la salle et un certain air de prison. Il peut y avoir quelquefois de l'inconvénient à permettre aux malades de regarder par la fenêtre, mais je crois qu'il y en a bien plus à les priver complètement de la vue du jardin ou de la cour de l'hôpital. Il me semble qu'ils doivent se trouver bien plus malheureux que dans des pièces plus gaies, si j'en juge par moi qui

---

[1] Cette nomination vient effectivement d'être faite.

ai ressenti une impression pénible à l'aspect de ces salles. Cette disposition présente, il est vrai, l'avantage de ne pas gêner le placement des lits le long du mur, puisque celui-ci n'est pas interrompu par les croisées. Mais l'aération doit en souffrir, comme je l'ai dit, surtout lorsqu'on considère que ces croisées, si haut placées, ne sont pas excessivement larges, qu'elles sont garnies de doubles fenêtres et que les murs sont très-épais.

Cette critique, je ne me la permettrais point si je trouvais ce défaut dans un ancien hôpital, dont les bâtiments auraient été affectés primitivement à d'autres usages. Mais lorsque je retrouve cette disposition dans tous les hôpitaux nouvellement construits en Autriche, que j'ai visités, je crois y voir un système adopté généralement et que je ne puis proposer pour modèle.

Pas loin de l'hôpital se trouve la Maternité. Je n'ai rien de particulier à en dire, sinon que la clinique d'accouchements occupe le premier étage et l'école d'accouchement pour les sages-femmes, le second ; et que dans cet établissement il se fait 3000 accouchements par an. Déduction faite des 2 ou 300 accouchements de la division secrète, il reste toujours 13 à 1400 accouchements pour les étudiants et autant pour les élèves sages-femmes.

Quel vaste champ d'observation ! On ne s'étonne plus dès lors que de là soient sortis des hommes comme Kiwisch et Scanzoni.

Un établissement qui m'a vivement intéressé comme ancien professeur de clinique des maladies des enfants, et qui, au même titre, vous ferait plaisir à voir, mon cher collègue, c'est l'hôpital des enfants malades du professeur Loeschner.

Situé sur la même place que le grand hôpital civil et que l'hôpital militaire, cette belle maison, qu'on dirait être l'hôtel d'un riche particulier, est divisée en grandes pièces bien aérées et contenant un petit nombre de lits chacune. Le rez-de-chaussée est consacré à la cuisine et aux autres pièces économiques ; on y trouve en outre la salle de cours, une bibliothèque naissante et un petit cabinet d'anatomie pathologique, qui renferme, entre autres, deux cas de perforation de la cloison interventriculaire du cœur, par suite d'endocardite.

Ces pièces pathologiques peuvent être facilement examinées, car les flacons qui les contiennent sont bouchés à l'émeri et non fermés, comme chez nous, par une vessie et de la cire à cacheter, qui en rend l'inspection impossible. C'est une innovation introduite dans presque toutes les collections que nous avons visitées depuis. Elle devra être adoptée chez nous pour tous les musées spéciaux qu'on attachera à chaque service clinique. Il en résulte une déperdition plus considérable d'alcool; mais cette dépense est largement compensée par l'avantage qui en résulte de pouvoir à chaque instant examiner les pièces, les démontrer aux élèves. D'ailleurs, pour empêcher toute fuite d'alcool, on peut, comme je l'ai vu faire, appliquer sur la rainure du bouchon, lorsque le flacon est fermé, une couche de graisse ou de cire, ce qui n'empêche pas de déboucher le verre. Et puisque je parle de conservation des pièces d'anatomie pathologique, j'ajouterai, par anticipation, que le docteur STELL WAG, à Vienne, qui possède une belle collection de pièces pathologiques de l'œil, les met dans un mélange d'une partie d'alcool à 30 degrés et de trois parties d'eau. Au bout de la première année, le mélange est trouble, alors il le renouvelle et le liquide se maintient limpide.

Revenons à notre hôpital des enfants. Les trois étages supérieurs contiennent quatre-vingts lits et le logement de l'aide de clinique (*Assistent*), actuellement le docteur STEINER, qui a montré la plus grande obligeance à nous faire voir tout l'établissement.

Au-dessus du lit de chaque enfant se trouve un tableau en carton recouvert de papier noir, sur lequel on écrit, avec de la craie délayée et une plume, le nom de l'enfant, son âge, la date de l'entrée, le nom de la maladie et le traitement. Ces tableaux sont très-commodes, pour les visiteurs et les élèves surtout.

J'ai été étonné de la pureté de l'air dans les chambres. Nulle part on ne perçoit cette odeur urineuse si désagréable dans les hôpitaux des enfants. Elle ne tient pas seulement à la hauteur des pièces, au petit nombre de lits, quatre ou cinq, qui les garnissent, à la propreté extraordinaire qui y règne, mais en grande partie aussi à l'introduction, depuis un an, de toiles en caoutchouc vulcanisé, qu'on place sous le drap des petits enfants, afin d'empêcher l'infiltration urineuse des matelas. Ces toiles ont à peu près 80 centimètres de longueur sur 60 de largeur. Elles paraissent résister longtemps, car la pièce d'essai, employée sans interruption depuis six mois, ne présente aucune altération.

Chacune de ces toiles coûte de 10 à 12 francs; cette dépense est cependant en partie compensée par la conservation plus longue des matelas.

Durant l'année 1855, on a admis dans cet hôpital 1010 malades, et on a traité à la consultation publique et dans la policlinique qui y est jointe, 6219 enfants.

Vous croirez, sans doute, mon cher collègue, qu'un établissement comme celui-ci, digne d'une capitale, a été créé par le gouvernement. Il n'en est rien; c'est l'œuvre d'un confrère, du professeur LOESCHNER.

C'est lui qui l'a créé, c'est lui qui le soutient; sans lui, il cesserait peut-être d'exister. M. LOESCHNER a recueilli des souscriptions, mais elles sont insuffisantes. On m'assure qu'il y a dépensé déjà plus de 100,000 francs. Je le crois volontiers; car, encore en 1855, année dont les comptes sont sous mes yeux, il a comblé de ses propres fonds un déficit de 6738 florins (près de 17,000 francs).

Ce fait, si honorable pour notre confrère, l'est beaucoup moins pour le gouvernement autrichien et pour la municipalité de Prague, qui laissent ainsi à la charge d'un particulier un établissement de charité et d'instruction publique; car l'hôpital du docteur LOESCHNER réunit ces deux conditions; il constitue la clinique des maladies des enfants de la faculté de médecine.

La bienfaisance paraît d'ailleurs être une vertu très-répandue à Prague; car, parmi les institutions qui touchent à la médecine, nous en trouvons encore deux fondées par des particuliers; ce sont : l'*Asyle pour les aveugles adultes* et la *Maison d'éducation pour les aveugles.*

Ce qu'on fait, à Prague, pour les aveugles, et, en général, pour ceux qui souffrent des yeux, est considérable.

Pendant une longue promenade que j'ai eu le plaisir de faire avec le professeur ARLT, qui allait quitter Prague pour occuper la chaire d'ophthalmologie à Vienne, ce confrère, aussi savant que modeste, m'a donné des renseignements très-détaillés sur ces institutions. Il m'a remis, en outre, un petit livre (*Die Anstalten für Blinde und Augenkranke in Prag*, 1846), dans lequel il a fait l'historique de ces établissements.

Il existe à Prague, comme je viens de le dire, deux institutions pour les aveugles, et deux pour le traitement des maladies des yeux, sans compter qu'à la maison d'éducation des aveugles, on a annexé un service de 16 lits dans lequel on opère deux fois par an.

Les deux institutions qui sont destinées au traitement des maladies des yeux, sont le service (clinique ophthalmologique) à l'hôpital général, et le dispensaire royal pour le traitement des maladies des yeux. Ce dispensaire a été créé par les États de la Bohème. Le médecin est dans l'obligation non-seulement de donner des consultations gratuites, mais aussi de traiter et d'opérer à leur domicile les malades indigents affectés de maux d'yeux. Pour vous donner une idée de l'étendue des services rendus par ce dispensaire, je n'ai qu'à indiquer que de 1828 à 1844, on y a traité 17,822 malades et on a fait plus de 500 opérations importantes.

Il est vraiment remarquable combien dans les États autrichiens le traitement des maladies des yeux a attiré l'attention du gouvernement. Je ne sais si ces maladies sont plus fréquentes ici qu'en France, ou si, ce qui est plus probable, les institutions créées dans les grandes villes de l'empire y font affluer de tous côtés un plus grand nombre de malades.

Ce qui est certain, c'est que depuis un demi-siècle l'Autriche est à la tête de l'enseignement de l'ophthalmologie. Il est curieux de voir comment cette branche de l'enseignement s'est développée dans ce pays. C'est un chapitre intéressant de l'histoire de la médecine moderne et dont je trouve les éléments dans le petit livre de M. ARLT sur les institutions pour les aveugles et les maladies des yeux à Prague, livre peu répandu, ce qui m'engage à en extraire les données suivantes :

Au milieu du dernier siècle, la pratique des maladies des yeux était en Autriche, comme partout ailleurs, exploitée par des charlatans ambulants. Les médecins ne s'occupaient guère de l'étude de ces maladies. Aussi, lorsqu'à Vienne, la princesse Torotzka fut affectée d'amaurose, l'impératrice Marie-Thérèse, ayant appris qu'il n'existait dans ses États aucune ressource médicale pour des affections de ce genre, fit-elle appeler WENZEL père, de Paris, qui, du reste, n'était qu'un opérateur habile.

L'impératrice, frappée de ce fait que ses sujets ne trouvaient au milieu d'eux aucun secours pour des maladies aussi terribles, résolut d'y porter remède. A cet effet, elle envoya trois jeunes médecins capables faire des études ophthalmologiques auprès de WENZEL ; puis, à leur retour, elle créa, à Vienne, en 1773, une chaire d'ophthalmologie, à laquelle fut nommé **Barth**, l'un des élèves de **Wenzel**[1].

Cette même institution fut étendue à d'autres villes universitaires, et à Prague, c'est **Prochaska**, un élève de **Barth**, qui, en 1786, fut le premier professeur d'ophthalmologie.

Barth, qui jouissait de la confiance de Joseph II, reçut de cet empereur philanthrope la mission de former pour l'enseignement de l'ophthalmologie après lui, deux élèves particuliers, qui furent **Adam Schmidt**, l'auteur du *Traité sur les maladies des voies lacrymales*, et **Georges-Joseph Beer**.

Ce sont ces deux hommes distingués qui ont porté si haut l'enseignement de l'oculistique à Vienne; ce sont eux, et surtout **Beer**, qui furent les maîtres de tous ces ophthalmologistes de l'Allemagne qui ont illustré la première moitié de ce siècle. **Frédéric Jæger**, **Charles Jæger**, **Rosas**, **Fischer**, sont sortis de cette école et ont continué, comme leurs maîtres l'avaient fait, à attirer à Vienne et à Prague, mais principalement dans la première de ces deux villes, tous les jeunes médecins qui s'adonnaient à l'étude des maladies des yeux.

L'enseignement théorique seul n'eût pas été capable de produire ces résultats. **Beer** l'avait très-bien senti. C'est ce qui le détermina à établir à ses frais une policlinique, qu'il continua sans interruption, et à poursuivre la création d'une clinique d'ophthalmologie, qu'il obtint enfin de l'empereur François Ier, en 1812. Cette clinique, consistant en seize lits d'abord, s'est étendue considérablement depuis. L'étude clinique des maladies des yeux étant devenue dès lors obligatoire pour les élèves en médecine, il fallut créer des institutions analogues dans les autres universités de l'empire; celle de Prague fut ouverte en 1818, et le professeur **Fischer** y fut appelé en 1820.

Telles sont les phases par lesquelles a passé cet enseignement, qui a produit des résultats si remarquables, et qui est loin de péricliter entre les mains de la nouvelle génération d'ophthalmologistes autrichiens, comme le prouveront les noms déjà célèbres que j'aurai à vous citer en parlant de Vienne.

---

[1] Je ferai remarquer, comme intéressant, notre histoire locale, qu'à cette époque l'ophthalmologie était déjà enseignée à Strasbourg, par le docteur **Schneller**. Je possède le manuscrit du cours de ce professeur.

La journée que nous pouvions consacrer à cette pittoresque et savante ville de Prague s'était terminée agréablement par la promenade avec le professeur ARLT. Il fallut rentrer à l'hôtel et prendre le convoi du soir pour arriver à Vienne quelques heures avant l'ouverture du congrès.

Je ne vous dirai rien du pays que nous traversions. La journée avait été bien remplie et par conséquent fatigante ; j'avoue donc que je ne profitai guère du beau clair de lune pour admirer le paysage. A peine le jour avait-il paru, je n'avais pas encore bien ouvert les yeux, que nous nous arrêtions à une station sur laquelle se trouvait écrit en grandes lettres *Wagram*. Quel réveil ! Que ce nom faisait vibrer mon cœur patriote. Un de mes frères avait été acteur dans ce terrible drame de deux journées. C'était donc là la terre qui avait bu tant de sang, recueilli tant de cadavres ! Cette plaine, fertilisée un moment par les malheurs de la guerre, a repris son aspect morne accoutumé. Le sang a filtré à travers cette terre sablonneuse, les ossements sont retombés en poussière, et aujourd'hui, comme autrefois, aussi loin que le regard peut s'étendre, on ne voit que du sarrazin.

Mais à peine a-t-on le temps de suivre ses idées, que déjà de nouveaux tableaux se présentent : nous approchons de la capitale, nous arrivons.

La première impression qu'on ressent en arrivant dans une ville influe quelquefois sur le jugement que nous en portons plus tard. Connaissant Vienne d'ancienne date, je ne risquais pas de me laisser impressionner par l'aspect désagréable de la station provisoire et de ses abords. Vienne est une grande ville, puisqu'elle contient un demi-million d'habitants, mais elle n'a pas l'air d'une capitale. C'est un assemblage de plusieurs villes (les faubourgs et la ville proprement dite) séparées les unes des autres par un espace considérable qu'on appelle les glacis. Il y a là quelque chose de décousu, un manque d'unité qui frappe et qui ne disparaîtrait que si l'on rasait ces remparts d'une inutilité si évidente.

La ville elle-même ne me paraissait pas avoir changé d'aspect depuis trente ans. Les faubourgs, par contre, se sont considérablement étendus, et on y a élevé de beaux bâtiments ; mais ces édifices ne produisent pas tout leur effet, par suite de ce manque d'ensemble que j'ai signalé dans la construction de la ville de Vienne.

L'absence totale de places publiques fait qu'on ne trouve nulle part à Vienne cet aspect monumental qui décore tant une cité. On rencontre même ici, pour certains détails, une parcimonie honteuse. Ainsi, les chemins qui sillonnent les glacis, sont bordés de barrières en bois vermoulu, ne portant plus que les traces d'une ancienne peinture et tombant en ruine dans certains endroits. Dans une ville de troisième ordre, on les aurait remplacées depuis longtemps, ainsi que ces clôtures en lattes non dégrossies, et ces hideux ponts en bois (faubourg de Wieden), d'une rusticité par trop primitive.

Si l'impression que ressent le voyageur à l'aspect de la capitale de l'Autriche n'est pas très-favorable, il n'en est plus de même lorsqu'on examine les institutions scientifiques de cette ville et qu'on apprend à connaître les hommes qui y fonctionnent. Mais, avant de vous parler des établissements médicaux que j'ai pu visiter, je dois satisfaire votre juste impatience et vous donner quelques détails sur la trente-deuxième *réunion des naturalistes et médecins allemands* qui nous avait attirés. Je reprends donc le fil de mon voyage.

Arrivés à Vienne à huit heures du matin, nous nous faisons conduire immédiatement à l'école polytechnique, où se trouvent les bureaux d'inscription et de logement des membres du congrès. Nous y prenons notre carte de membre, une carte pour le dîner et l'indication de notre logement. On *nous* gratifie de la *Description de Vienne*, par Schmidt, et du premier numéro de la *Feuille d'annonces du congrès*. Nous avons à peine le temps de nous installer, et nous nous rendons à la salle des redoutes pour assister à la première séance générale.

Nous trouvons une salle immense, splendide, entourée d'une galerie ornée d'une foule de dames, dont des milliers de bougies rehaussaient l'éclat. La salle était comble. Au fond s'élève une tribune, sur laquelle se trouvaient, MM. HYRTL et SCHROET-TER, les deux directeurs du congrès, et leurs secrétaires.

Malheureusement cette salle, magnifique comme salle de bal, manque d'une condition essentielle dans la circonstance; elle ne permet qu'aux personnes placées près de la tribune d'entendre les orateurs.

M. le professeur HYRTL, président de l'assemblée, ouvre la séance. Dans un discours, aussi bien senti que bien dit, et qu'il intitule *Autrefois et aujourd'hui*, il compare l'état des sciences

naturelles à l'époque de la réunion des naturalistes et médecins
à Vienne en 1832 à celui de 1856. Il fait voir combien ces
sciences ont progressé; quelques-unes sont entrées dans des
phases toutes nouvelles. Il fait ressortir le développement qu'ont
pris les institutions et les réunions scientifiques en Autriche et
à Vienne en particulier.

Moi qui avais habité Vienne quelques années avant ce premier
congrès (en 1827), je puis ajouter, ce que M. Hyrtl n'a sans
doute pas osé dire, que sous le rapport médical l'ancienne école
de Vienne était tombée en décadence. Van Swieten, Stoll,
Dehæn, P. Frank, avaient trouvé des successeurs, mais non
des émules. L'ophthalmologie seule avait conservé son rang.
Beer était dignement représenté par F. Jæger et Rosas. Le
flot des élèves et des jeunes médecins étrangers qu'avait attiré
la réputation des maîtres de l'art s'était dirigé ailleurs. Il est re-
venu depuis. Aussi, quelle pléiade d'hommes illustres trouve-
t-on ici? Quand une faculté inscrit sur ses programmes les noms
de Rokitansky, Schuh, Hyrtl, Oppolzer, Hebra, Ludwig,
Engel, Dumreicher, Skoda, Siegmund, pour ne citer que
les plus connus, elle se trouve certes à la tête de la science. Je
serais injuste d'oublier, comme représentants de l'ophthalmologie, Golz, Stellwag de Carion et Edouard Jæger, qui
continue si honorablement une famille distinguée. Arlt viendra
s'y joindre et ne sera pas le fleuron le moins éminent de cette
couronne scientifique.

A la suite du discours de M. Hyrtl, plusieurs orateurs sont
montés à la tribune et ont entretenu l'assemblée de sujets non
médicaux. Puis les membres du congrès se sont rendus dans les
diverses sections. Il y avait pour notre partie une section d'anatomie et de physiologie, une section de médecine et une section
de chirurgie. Des sous-sections ont été formées pour l'accouchement, l'ophthalmologie, la psychiatrie. M. Stoltz et moi nous
ne pouvions cheminer ensemble au début de la matinée, mais
nous nous retrouvions à la section de médecine ou de chirurgie,
dont nous suivions les séances autant que nous le permettait la
multiplicité des choses que nous avions à voir.

La *Gazette universelle d'Augsbourg* et la *Gazette hebdoma-
daire de médecine et de chirurgie* vous ont donné une idée
sommaire des questions traitées dans ces réunions; je ne vous
répéterai donc pas ce que tout le monde en sait.

Je ne puis cependant pas passer sous silence un incident qui a jeté quelque émotion dans l'assemblée. La veille de la deuxième séance générale, dans laquelle on désigne le siège du congrès pour l'année suivante, le bruit se répandit qu'un médecin allemand, résidant à Paris, ferait la proposition de fixer la capitale de la France comme lieu de réunion pour l'année 1857. Cette proposition était grosse d'orages. L'amour-propre national ne pouvait en permettre l'acceptation, et l'opinion paraissait unanime. Les plus modérés disaient : qu'on convoque à Paris un congrès scientifique universel, comme on y a fait une exposition universelle, et beaucoup d'entre nous iront peut-être. Mais que la réunion annuelle des naturalistes et médecins allemands se tienne à Paris, c'est impossible.

Les esprits étaient tendus. Heureusement on a eu le tact de ne pas toucher cette corde. Des membres allemands ont proposé Bonn, Rostock, Carlsruhe; la majorité s'est déclarée pour Bonn, et il n'a pas été question de Paris.

Quant à la troisième séance générale, elle n'a eu lieu que le lendemain de notre départ.

Les plaisirs jouent dans ces congrès un rôle important. On considère comme tels les dîners en commun. Il y en a eu trois. Le premier était de 800 à 1000 couverts. Ce plaisir nous a paru trop prolongé pour nous engager à assister au second dîner en commun. Nous pouvions employer notre temps plus utilement.

Les autres distractions offertes à l'assemblée, et dont le gouvernement a fait les frais, étaient une représentation au théâtre de la cour, une excursion sur le chemin de fer du Semmering, et un bal qui a terminé le congrès.

Nous n'avons assisté qu'à l'opéra. On avait fait sonner bien haut que c'était l'empereur qui nous donnait cette représentation. Nous devions donc nous attendre à voir Sa Majesté se présenter à ses invités et recueillir une ovation. Mais la loge impériale est restée déserte. Ce manque de courtoisie envers une assemblée composée d'hommes distingués venus de toutes les parties de l'Allemagne et même de pays étrangers, a été vivement senti. Les hommes de science ont une grande influence en Allemagne; et les impressions que les membres du congrès rapporteront chez eux, réagiront jusqu'à un certain point sur l'opinion publique. Si je voulais vous raconter ce qui se dit sur l'Autriche, surtout lorsqu'on en est sorti, sur sa politique extérieure et sur ses me-

sures gouvernementales, je sortirais de mon sujet, je parlerais
politique. Mon opinion aurait peu de poids auprès de vous, mon
cher ami, qui savez que depuis bien des années j'ai renoncé à la
politique. Il vaut donc mieux que je revienne à notre congrès,
en vous disant qu'on a remis à chaque membre l'*Histoire de la
faculté de médecine de Vienne*, et une belle médaille en bronze
que la ville de Vienne a fait frapper en commémoration de la
trente-deuxième réunion des naturalistes et médecins allemands.

Maintenant que je vous ai tracé le canevas du congrès, je
dois venir au devant de cette question que vous me ferez sans
doute : les résultats de cette réunion ont-ils répondu à votre
attente? Pas complétement, dirai-je. Vous connaissez mon opinion sur ces congrès. Vous savez qu'à mes yeux leur utilité consiste surtout à rapprocher les hommes qui, dans différents pays,
cultivent la même science; à les mettre pendant quelques jours en
contact intime, afin qu'ils puissent se communiquer leurs re-
recherches mutuelles et discuter les points litigieux de la
science.

Ce contact intime et de tous les instants existait forcément
lorsque la réunion se tenait dans une petite ville, à Gœttingue,
à Fribourg, à Bonn, à Heidelberg, à Pyrmont, etc.

On ne devait pas s'y attendre à Vienne ; les nombreux établissements scientifiques, artistiques, militaires, les théâtres, les
soirées, attiraient les membres du congrès et les empêchaient de
se voir plus intimement. C'était un mal qu'on pouvait prévoir et contre lequel on aurait dû lutter. On a reproché, et avec
raison, aux personnes qui dirigeaient le congrès, de ne pas
avoir établi des points de réunion pour les hommes de chaque
spécialité, en dehors des séances officielles.

Si dans la soirée on s'apercevait de ce manque de direction,
par contre les journées étaient toujours trop courtes ; ceux
qui, comme nous, voulaient visiter les principaux établissements
et services médicaux, ne pouvaient assister à toutes les séances
des sections médicales. Il était même difficile de voir tous les
services hospitaliers, tant ils sont multipliés ; chacun suivait
ses goûts, ses préférences. On a toujours une certaine prédilection pour les spécialités qu'on a enseignées. Vous ne serez donc
pas surpris que j'aie visité avec plus d'empressement les cliniques d'ophthalmologie, de maladies vénériennes, de maladies
cutanées et l'hôpital des enfants. J'ai vu presque comme pro-

fane, mais avec mon compagnon M. STOLTZ, les services d'accouchements et de maladies des femmes.

Permettez qu'avant de vous donner quelques détails, très-in-
complets, à la vérité, sur ces différentes institutions, je consulte
mes notes prises à la hâte, et je recueille mes souvenirs. Faites,
en attendant, bon accueil aux lignes que je vous envoie, et recevez, cher collègue, l'expression de mes sentiments très-dé-
voués.

V. STOEBER.

DEUXIÈME LETTRE.

ÉTABLISSEMENTS MÉDICAUX DE VIENNE.

Mon cher collègue,

Je vous ai promis quelques renseignements sur les institutions
médicales de Vienne. Ne vous attendez pas à des détails circons-
tanciés; ne considérez les lignes qui suivent que comme des
notes prises presque en courant. Car ce ne sont pas cinq jours,
mais quelques semaines qu'il faudrait pour connaître à fond les
établissements médicaux de la capitale autrichienne. La réunion
de tous les services de la faculté de médecine dans le même faubourg, nous a seule rendu possible la visite d'un si grand nombre
d'institutions en si peu de jours.

Toutes les cliniques, à l'exception de celle des enfants malades, sont concentrées à l'*Hôpital général*, bâtiment immense,
en partie neuf, en partie restauré. C'est là que se trouvent les
cliniques médicales de RAIMANN, de SKODA et d'OPPOLZER,
les cliniques chirurgicales de SCHUH et de DUMREICHER, les cliniques d'accouchements, de maladies syphilitiques, de maladies
cutanées, d'ophthalmologie. Il y a de plus, dans cet hôpital,

un grand nombre de services non cliniques, confiés à des médecins non professeurs.

Vous connaissez tout aussi bien que moi les services rendus à la science par les cliniciens viennois; vous savez que ces services se rapportent surtout à l'anatomie pathologique et à la science du diagnostic. Malheureusement quelques-uns des représentants les plus illustres de l'école de Vienne paraissent oublier que l'homme malade n'est pas seulement un sujet d'étude physiologico-pathologique, mais qu'avant tout il veut être guéri. Il est curieux de voir que la nouvelle école allemande n'a pas su éviter le défaut dans lequel sont tombés les disciples de l'école anatomique de Paris. On examine le malade avec le plus grand soin; on pose le diagnostic le plus minutieux, puis on se croise les bras et on croit avoir fait de la médecine.

C'est surtout contre la saignée qu'on prêche une croisade; l'utilité de ce moyen héroïque est méconnue même dans les maladies où son efficacité est le plus incontestable.

N'est-il pas curieux de voir comment, pour certains médecins viennois, l'anatomie pathologique conduit aux mêmes résultats pratiques auxquels aboutissent ailleurs les rêveries vitalistes sur l'autocratie de la nature?

Le zèle avec lequel on cultive à Vienne l'anatomie pathologique tient autant à l'organisation de cet enseignement qu'à la distinction du professeur. Toutes les autopsies de l'hôpital général se font sous la direction du professeur d'anatomie pathologique, et lorsque ce professeur s'appelle ROKITANSKY, on conçoit quel avantage il en résulte pour la science, quelles richesses doivent s'accumuler dans le musée de cet établissement.

Avouons-le cependant, le cabinet d'anatomie pathologique ne répond pas à ce qu'on en attend. L'exiguïté et l'obscurité de la salle font paraître cette collection beaucoup moins riche qu'elle ne l'est en effet. On ne pourra bien l'étudier que lorsqu'elle sera installée dans le nouveau local qu'on va lui consacrer.

Je ne puis m'empêcher de remarquer que le cabinet d'anatomie de la faculté de Strasbourg soutient dignement la comparaison, et que les études anatomo-pathologiques vont être organisées chez nous à peu près comme à Vienne, par suite de l'institution d'une place de directeur des autopsies. Heureusement que nous avons évité l'écueil contre lequel on s'est souvent heurté ailleurs, et que l'anatomie pathologique inaugurée à Strasbourg par LOBSTEIN, il y a près d'un demi-siècle, n'a pas banni la thérapeutique.

L'école de Vienne a dû sa réputation bien plus à la médecine qu'à la chirurgie. Elle a cependant possédé et possède encore des chirurgiens très-capables ; on a même créé une institution qui doit faire sortir de cette école des chirurgiens distingués. Voici en quoi consiste cette institution : Toutes les quelques années, on désigne six jeunes docteurs parmi les plus capables, afin d'en faire des chirurgiens adjoints (*Assistenzaerzte*). Ces jeunes docteurs font un noviciat de deux ans, pendant lequel ils sont exercés aux opérations sur le cadavre, et font les opérations sur le vivant, sous la direction d'un des professeurs de chirurgie.

Au bout de ce noviciat, ils sont nommés chirurgiens adjoints, font dès lors les opérations dans les cliniques chirurgicales, alternativement avec le professeur, et suppléent celui-ci pendant les vacances, et quelquefois en dehors de ce temps, en cas de maladie ou d'empêchement du titulaire.

Mes renseignements sur cette institution sont incomplets sous certains rapports ; je les trace de souvenir d'après une conversation que j'ai eue avec le professeur DUMREICHER pendant le premier dîner du congrès. Les indications que je viens de donner suffisent néanmoins pour faire concevoir qu'avec le vaste champ d'observation que fournissent les cliniques de Vienne pendant six années et sous la direction des professeurs de la faculté, il sorte de cette institution des chirurgiens aptes à remplir immédiatement les fonctions du professorat. C'est effectivement ce qui vient d'arriver par la nomination du docteur LINHART à la chaire de clinique chirurgicale de Würtzbourg.

Dans une ville aussi populeuse que Vienne, et dans laquelle les jouissances matérielles sont si fort appréciées, les maladies syphilitiques ne doivent pas être rares. Le *service des maladies vénériennes* comprend plus de 300 et quelquefois plus de 400 individus.

Le professeur SIGMUND, qui est chargé de ce service et de cette clinique, a étudié la syphilis dans différentes régions et sous les noms divers sous lesquels elle se cache dans certains pays. Il en a entretenu le congrès dans une des séances de la section de médecine, et a été écouté avec la faveur que méritent ses recherches consciencieuses. Ce qui, dans le service de

M. Sigmund, nous a frappé, c'est l'importance qu'attache notre collègue à l'engorgement de la glande cubitale, comme signe de syphilis constitutionnelle bien plus constant que l'engorgement des ganglions cervicaux. Nous avons pu constater nous-mêmes l'existence de cette lésion sur les nombreux malades qu'il nous a présentés.

Le traitement antisyphilitique qu'affectionne M. Sigmund, est celui par les frictions, non d'après la méthode de Fabre, mais employées à petites doses, de manière à éviter la salivation et non à la provoquer. Après six à dix jours de traitement préparatoire par les bains et le régime, M. Sigmund fait faire tous les jours une friction avec un ou deux grammes d'un onguent mercuriel contenant une partie de mercure sur quatre parties d'axonge. Les frictions se font successivement sur les jambes, les cuisses, les bras, la partie antérieure et la partie postérieure du tronc. Ordinairement les malades en font vingt à trente; rarement ils vont jusqu'à quarante. Des 9379 cas que M. Sigmund a recueillis, et dans lesquels ce traitement a été employé, il tire la conclusion que, dans la syphilis constitutionnelle, le traitement mercuriel, et surtout celui par les frictions, est préférable à tout autre moyen.

Les résultats auxquels je suis arrivé à la clinique des maladies vénériennes de notre faculté, ainsi que dans la pratique civile, m'ont fait adopter des opinions assez analogues à celles du professeur de Vienne. Dans les affections syphilitiques constitutionnelles (secondaires et tertiaires), le mercure est la règle, l'iodure de potassium, tant à la mode, n'est que l'exception, et possède ses indications particulières.

Parmi les préparations mercurielles, j'emploie plus souvent que M. Sigmund le sublimé corrosif. Mais, dans les cas graves, c'est bien certainement le traitement par les frictions qui fournit les résultats les plus avantageux.

On aime à se trouver en conformité d'opinion avec des confrères distingués, qui ont observé sur une grande échelle; on est plus sûr alors de ne pas s'être trompé.

Les *maladies de la peau* m'intéressaient au même titre que les affections vénériennes. Je connaissais de réputation le beau service qui leur est attribué à Vienne.

Le 17, dans l'après-midi, nous étions réunis, un certain nombre de confrères à l'hôpital général, où nous avait conviés le professeur **HEBRA**, pour nous faire voir sa division des maladies de la peau. Le professeur est un homme de quarante ans, de figure avenante, maniant bien la parole et s'en servant d'une manière pittoresque, comme notre éminent confrère de l'hôpital du Midi à Paris. Quelquefois aussi on croit entendre **ALIBERT**, enseignant sous l'arbre des dermatoses, appeler par leur nom de maladie, tantôt une dartre, tantôt une mélitagre flavescente.

Du reste, l'analogie n'existe que dans la manière d'appeler les malades. Car rien de plus différent, je dirai même de plus opposé, que les vues dermatologiques de **HEBRA** et d'**ALIBERT**. Tandis que ce dernier cherchait la cause du mal dans une altération de l'organisme, une dyscrasie, M. **HEBRA** nous a formellement dit qu'il est inutile de questionner les malades, qu'il ne faut pas les faire parler, mais qu'il suffit de les examiner objectivement *de capite ad calcem*. Il les fait déshabiller, les place nus sur une table, examine leur peau et pose le diagnostic. Je suis, en partie, de son avis, et lorsqu'il se présente à mes consultations de l'hôpital des femmes qui ont des syphilides, je ne cherche pas longtemps à leur arracher un aveu qui leur coûte souvent, surtout devant les élèves; je pose le diagnostic et je traite en conséquence. Mais je ne crois pas qu'il faille généraliser ce principe et se passer de tous les renseignements que peut fournir le malade sur sa constitution et ses maladies antérieures.

La manière de voir de M. **HEBRA** le conduit nécessairement à faire peu de cas de l'usage interne des médicaments. Il les emploie cependant quelquefois, puisqu'il nous a dit qu'il avait vu peu d'effets durables de l'usage de l'arsenic et qu'il nous a montré un individu guéri d'un lupus par l'usage interne de l'huile de foie de morue.

Quant aux médications topiques, elles sont peu variées; le professeur de Vienne est arrivé en cela aux mêmes résultats que la plupart de ceux qui s'occupent du traitement des maladies de la peau. Ce n'est pas la forme papuleuse, vésiculeuse, pustuleuse, etc., qui indique telle ou telle médication, mais c'est le degré d'irritation de la peau. Suivant que le derme est trop irrité ou qu'il l'est trop peu, il faut calmer l'excitation ou combattre la torpeur.

M. **HEBRA** traite à peu près comme **VEIEL** à Cannstadt. Dans la plupart des dermatoses chroniques (eczéma, prurigo, psoriasis), il *renouvelle la peau*, comme dit **VEIEL**, par des frictions avec du savon noir, après lesquelles on enveloppe les parties malades d'une flanelle enduite également de savon noir. On répète cette manœuvre matin et soir pendant plusieurs jours ou plusieurs semaines, jusqu'à ce que la desquamation se fasse bien. On attend ensuite que l'irritation soit un peu calmée pour avoir recours à la pommade de goudron. On guérit ainsi la plupart de ces maladies; malheureusement l'affection reparaît le plus souvent au bout de quelque temps, surtout lorsqu'elle était invétérée. M. Hebra substitue quelquefois avec avantage à la pommade de goudron celle composée de : iode 35 centigrammes; calomel 75 centigrammes; axonge 64 grammes.

Dans le lupus, il a employé avec infiniment d'avantage, tous les deux jours, l'application, au moyen d'un pinceau, d'une solution d'une partie d'iode et d'une partie d'iodure de potassium dans deux parties de glycérine. Cette application fait très-mal pendant au moins une heure; mais elle a le grand avantage de guérir les lupus sans cicatrices difformes. M. Hebra nous en a fourni les preuves.

Les cas intéressants sont nombreux dans cette clinique; M. Hebra en fait représenter les plus remarquables par de magnifiques peintures que le gouvernement va faire imprimer en couleurs.

Dans le même hôpital général où nous avons vu les maladies vénériennes et les affections cutanées, se trouvent deux divisions pour les *maladies des yeux* : la clinique ophthalmologique et le service non clinique; la première a 30 lits, le second 70. M. Gulz, ophthalmologiste distingué et qui préfère une pratique très-étendue aux obligations de l'enseignement, a consenti provisoirement à se charger de ces deux services; la clinique attend l'arrivée du professeur Arlt, et la nomination du titulaire du service non clinique ne doit pas tarder. Une collection de pièces anatomo-pathologiques et d'instruments d'oculistique complète les ressources de l'enseignement ophthalmologique.

Cet enseignement est d'ailleurs largement établi à Vienne, car, outre celui de la faculté qui est officiel, il y a encore les cours particuliers de MM. Stellwag de Carion, Ed. Jæger, Blodig. M. Stellwag, qu'on me dit devoir être nommé professeur au Josephinum, où il enseigne déjà l'ophthalmologie, à titre provisoire, a rassemblé une collection de pièces anatomo-pathologiques de l'œil comme on ne la trouve pas ailleurs. Dans deux séances, auxquelles assistaient MM. Donders, Ruete, Baum et quelques autres notabilités ophthalmologiques, M. Stellwag nous a fait voir sa collection dans tous ses détails avec la plus grande complaisance.

M. Edouard Jæger, que j'ai nommé plus haut, s'occupe avec prédilection des études ophthalmoscopiques, dans lesquelles personne n'a plus d'habitude que lui. Il publie le fruit de ses recherches dans d'admirables planches, dont la troisième livraison vient de paraître. M. Edouard Jæger soutient avec honneur le nom de son père, M. Frédéric Jæger, mon cher et vénéré maître, de son oncle, M. Charles Jæger, et de son grand père, l'illustre Brer.

J'ai terminé mes pérégrinations à travers cet immense hôpital général par une visite à la *Maternité*. Vous savez, mon cher collègue, que beaucoup de jeunes docteurs de Strasbourg, qui veulent se perfectionner dans la pratique des accouchements, vont passer six mois à Vienne; ils savent bien que, pour cette branche, ils ne trouveront pas ailleurs un enseignement supérieur à celui de notre faculté; mais ce qu'ils recherchent et ce qu'ils trouvent à Vienne, c'est un champ d'observation immense et l'occasion de pratiquer eux-mêmes un grand nombre d'accouchements. J'étais donc très-curieux, presque autant que M. Stoltz, de visiter cette école d'obstétricie.

La partie de l'hôpital qui renferme ce service, ne présente rien de particulier. Les salles contiennent 15 à 20 lits, quelquefois moins. Les salles des accouchées se remplissent et se vident régulièrement; car on ne garde les accouchées que quinze jours; celles qui sont malades sont évacuées sur le service des maladies des femmes. Lorsqu'une salle est vidée, on la lave, on la nettoie, on l'aère pendant deux ou trois jours, puis on la remplit successivement par les nouvelles accouchées, en commençant toujours par le n° 1 et en suivant l'ordre numérique, de sorte que le médecin, en faisant sa visite, trouve toujours réunies les femmes qui ont accouché à peu près en même temps.

Lors de notre visite, une salle, qui était vide la veille, se trouvait déjà remplie jusqu'au n° 13 à 9 heures du matin, et il y avait encore une femme dans la chambre de travail. La rapidité avec laquelle se remplit une salle, ne vous étonnera pas quand vous saurez que dans cet hôpital il se fait, en moyenne,

8000 accouchements par an, par conséquent à peu près 22 par jour.

Ces accouchements se partagent entre trois divisions : la division payante ou secrète, dans laquelle il ne se fait que quelques centaines d'accouchements par an ; le reste se partage par parties égales entre la clinique d'accouchements et l'école des sages-femmes. Il y a donc plus de 3000 accouchements pour les élèves en médecine.

Les femmes sont admises dans les deux derniers mois de leur grossesse et servent alors à l'étude. Les élèves sont journellement exercés aux différents modes d'exploration par l'aide de clinique, qui est toujours un docteur. Sous la direction de celui-ci ou du professeur, les élèves font les accouchements tant naturels que contre nature, les versions, les applications de forceps. A cet effet, il y a journellement et à tour de rôle quelques élèves de garde, qui font alors tous les accouchements qui se présentent dans les vingt-quatre heures.

Il est certain qu'une organisation pareille, appuyée sur un chiffre d'accouchements aussi considérable, constitue une école qui n'a pas de rivale. Mais si, comme médecins, nous n'avons que des éloges à donner, comme moralistes, nous serons peut-être moins satisfaits.

Les renseignements sur cet établissement nous ont été donnés par l'un des chefs de service, je les transcris tels que je les trouve dans mon carnet.

Les femmes qui entrent dans ce service ne sont que des filles mères. Elles sont de Vienne ou arrivent des environs, et même de pays éloignés ; il y a des temps où de véritables caravanes de ces filles descendent le Danube, venant de la haute Autriche, de la Bavière, du Wurtemberg même ; elles entrent à l'hôpital, accouchent, s'en retournent chez elles, pour recommencer le voyage au bout d'un ou de deux ans. En entrant au service d'accouchements, elles ne contractent d'autre obligation que de servir de nourrices, pendant trois à quatre mois, à l'hospice des enfants trouvés, lorsqu'on les juge aptes à remplir ces fonctions.

Celles qui ne veulent pas se soumettre à cela et préfèrent retourner chez elles immédiatement, paient 50 francs.

Toutes ces femmes, à peu d'exceptions près, abandonnent leurs enfants ; l'Etat s'en charge et les place aux Enfants trouvés. Si par hasard l'une ou l'autre désirait emporter son nourrisson, elle devrait d'abord prouver par des pièces régulières qu'elle n'est pas dans l'indigence et qu'elle peut élever son enfant.

Toute cette organisation me paraît monstrueuse ; c'est une prime accordée à l'immoralité ; c'est habituer le peuple à briser tous les liens qui doivent unir la mère à son enfant. Et qu'on ne dise pas que c'est pour empêcher les infanticides qu'on offre ces facilités aux filles enceintes. Les infanticides sont fréquents à Vienne et en Autriche, d'après ce qu'on nous a dit. Le système de la maison d'accouchement de Vienne produit le même résultat que les *tours* ; il augmente le nombre des enfants trouvés sans diminuer celui des infanticides. A une époque où, chargé du cours d'hygiène à la faculté de médecine, je devais m'occuper de cette grande question d'hygiène publique, j'ai fait quelques recherches statistiques sur l'influence des tours, qu'on avait alternativement établis et supprimés dans certains départements, autrefois français, sur la rive gauche du Rhin ; le résultat a été le même partout ; les infanticides n'étaient pas influencés par la création des tours, mais le chiffre des enfants trouvés augmentait considérablement. C'était à prévoir. Vous qui, comme médecin légiste, êtes si souvent appelé à constater l'infanticide, vous savez dans quelles conditions ce crime se commet. Ce sont des filles qui ont caché leur grossesse et qui, surprises par l'accouchement, ne veulent pas être trahies par les cris de l'enfant, qui l'étranglent, l'étouffent, le jettent dans les latrines ou dans la mare voisine. Dès qu'une fille sait que sa grossesse est connue ou qu'elle est obligée de se trahir en abandonnant son service ou sa maison pendant quelques jours, pour aller faire ses couches au dehors ou déposer son enfant, elle ne commettra plus d'infanticide.

Je ne vois donc, au point de vue moral, aucun avantage dans l'organisation de la maison d'accouchements de Vienne ; elle me semble favoriser le libertinage et elle prive annuellement 8000 enfants de leur nom, de leur famille, de tous les avantages de la possession d'état ; en un mot, elle punit ces enfants des fautes de leurs mères.

L'*Hospice des enfants trouvés* forme le complément de la Maternité ; il se trouve dans le même faubourg. Nous y avons été reçus par le directeur de l'établissement, M. le docteur PATSZ, qui eut la complaisance de nous faire voir la maison dans tous ses détails et de nous exposer son organisation. Cet hospice reçoit les enfants véritablement trouvés et ceux nés à la Maternité. Les validés sont immédiatement envoyés en nourrice à la campagne ; es chétifs ou malades sont retenus dans l'établissement et confiés à des nourrices, jusqu'à ce qu'ils meurent ou soient assez bien pour être envoyés au dehors.

Les nourrices de la maison viennent de la Maternité ; toutes les femmes qui y accouchent gratuitement sont obligées de se présenter à l'hospice des enfants trouvés ; on y retient celles qui sont jugées aptes à être de bonnes nourrices (à peu près deux sur vingt), et on renvoie les autres en gardant leurs enfants. Celles qui restent nourrissent deux enfants, le leur et un autre, pendant deux à quatre mois ; puis elles abandonnent ces enfants et retournent seules dans leur pays.

Les salles, un peu encombrées, sont très-proprement tenues, le linge est abondant et de belle qualité.

Il y a dans le même établissement une division secrète et payante pour les femmes qui veulent accoucher en secret et qui peuvent choisir entre quatre classes de pension ; dans les deux premières, la femme a une chambre à elle ; dans les deux autres, il y a plusieurs lits réunis dans la même pièce. Ces femmes abandonnent naturellement leurs enfants ; on inscrit ceux-ci dans un registre et on les munit d'une marque dont on donne le double à la mère, afin qu'elle puisse retrouver son enfant.

L'hospice des enfants trouvés sert aussi de bureau de placement pour les nourrices et de bureau de vaccination. En 1855, il a fourni au dehors 343 nourrices et fait vacciner 1180 enfants

Pas loin de l'Hospice des enfants trouvés, se trouve l'*Hôpital des enfants.* Nous l'avons visité avec d'autant plus de plaisir que son fondateur, le docteur MAUTHNER, nous a servi de guide.

C'est en 1837 que notre honorable confrère demanda l'autorisation de fonder, à ses frais, un hôpital pour douze enfants. Celle-ci ayant été accordée, l'hôpital fut ouvert le 26 août. Depuis cette époque, il a subi différents changements dans son organisation et a été successivement agrandi. Le docteur MAUTHNER fit un appel à la bienfaisance publique et remit, en 1841, la direction de son hôpital à un comité qui recueillit des souscriptions et continue à administrer cette œuvre de bienfaisance. L'impératrice mère en a accepté le patronage. Les efforts incessants du docteur MAUTHNER furent couronnés de succès ; il parvint à réunir une somme assez considérable pour élever un édifice digne de sa destination et capable de contenir 120 lits. On le construisit dans le voisinage des autres établissements médicaux, afin qu'il pût servir à l'enseignement.

Aujourd'hui la clinique officielle des maladies des enfants y est dirigée par le docteur MAUTHNER, nommé professeur depuis 1851. On y enseigne en outre à des sages-femmes et à des garde-malades quels sont les soins à donner aux enfants.

Les revenus de l'hôpital proviennent uniquement de souscriptions particulières et de dons. Ils ne permettent pas encore de porter le nombre des lits au delà de 70 ; mais, à mesure que les ressources augmenteront, on pourra successivement augmenter aussi le nombre de lits, car on peut en placer 120.

La disposition extérieure et intérieure du bâtiment est bien conçue et dans des proportions qui flattent l'œil. Les salles sont hautes, bien aérées et ne contiennent qu'un petit nombre de lits, douze au plus.

Le renouvellement de l'air se fait par des vasistas et par des ouvertures donnant dans des cheminées d'appel. L'absence d'odeur dans les salles prouve l'efficacité du système adopté.

Ce qui contribue en outre à préserver les salles de l'odeur des matières fécales, c'est l'existence dans chaque salle d'un petit cabinet dans lequel on jette le linge sale et qui contient, en outre, une chaise percée pour les malades qui peuvent quitter leur lit. Ce cabinet communique par une porte avec le corridor, et c'est par là qu'on enlève les linges salis et les vases ; par conséquent sans traverser les salles.

De larges corridors vitrés servent de promenoirs et facilitent le service.

On a surtout attaché une importance très-grande à séquestrer les enfants atteints de maladies contagieuses. Il y a des salles pour les varioleux et des salles pour ceux affectés de rougeole, de scarlatine, etc., qui sont complétement séparées des autres salles. Des chambres particulières sont destinées à d'autres maladies contagieuses qui peuvent se présenter.

On évite par là ce que j'ai vu arriver si souvent, qu'un enfant atteint de rougeole, de coqueluche, d'ophthalmie contagieuse, étant admis dans un service d'enfants malades, l'affection contagieuse se propage rapidement à un grand nombre d'habitants de la salle, et que des enfants entrés à l'hôpital pour des affections légères, succombent à des maladies contractées dans l'établissement même.

Les dispositions de cet hôpital sont si bien conçues, si pratiques, qu'elles sont évidemment l'œuvre d'un médecin qui en connaît l'utilité. Toute cette construction fait le plus grand honneur au docteur MAUTHNER, son fondateur.

À toutes ces institutions médicales qui se groupent autour de l'Hôpital général et qui constituent les ressources de la faculté de médecine, il faut ajouter l'*Académie joséphinienne*, le *Josephinum* ou école de médecine militaire. Créée en 1785 par l'empereur Joseph, réunie à la faculté de médecine en 1848, cette institution fut rétablie en 1854 sur des bases toutes nouvelles, qui en font une seconde faculté de médecine, existant à côté de l'université, conférant les mêmes grades que celle-ci; le grade de docteur, après cinq années d'études, à ceux qui aspirent aux grades élevés de la médecine militaire; le titre de chirurgien (*approbirter Wundartz*), pour les grades inférieurs. Les études sont calquées sur celles de la faculté de médecine.

Il y a pour chaque année de la scolarité à peu près 40 élèves des études supérieures et 60 des études secondaires. Ces élèves sont en partie libres ou pensionnaires, payant 450 francs par an, en partie boursiers. Ils portent un uniforme et ne sont pas casernés dans l'établissement, mais logent dans un certain nombre de maisons du voisinage et sont surveillés par un médecin militaire ayant rang de lieutenant.

Dans le beau bâtiment du Josephinum se font les cours théoriques. C'est là que se trouve cette célèbre collection de préparations anatomiques en cire que l'empereur Joseph fit faire à Florence, sous la direction de Fontana, et qui mérite la réputation dont elle jouit.

Les cours cliniques ont lieu à l'Hôpital militaire qui, d'un côté, touche au Josephinum, et de l'autre à l'Hôpital général. Les élèves suivent aussi une clinique d'accouchements. Comme tous les étudiants en médecine, ils sont astreints à fréquenter l'école vétérinaire; c'est un cours prescrit en Autriche, où, à cet effet, on a créé une école vétérinaire auprès de chaque école de médecine. J'ai toujours pensé que, sous ce rapport, nous devrions imiter l'Autriche et attacher à chacune de nos facultés de médecine une clinique vétérinaire. Les médecins établis dans les campagnes savent combien ils pourraient rendre de services par quelques notions de médecine vétérinaire, qu'ils n'auraient pas de peine à acquérir si on leur en facilitait les moyens.

L'organisation du Josephinum se distingue des établissements du même genre dans d'autres pays, en ce que l'administration est militaire et représentée par un général directeur ; le corps enseignant, au contraire, est civil ; il se recrute dans les universités allemandes ; c'est ainsi qu'ont été appelés MM. les professeurs ENGEL et LUDWIG. C'est une faculté civile formant des médecins militaires.

Il y a là une certaine analogie avec ce qu'on va faire chez nous. J'ai été frappé surtout des réflexions que j'ai entendues de la bouche de quelques médecins de Vienne. Ces confrères prétendaient qu'il était complétement inutile de créer une seconde faculté à côté de celle qui existait déjà ; si l'on avait consacré à la faculté de médecine la moitié des sommes que coûte le Josephinum, on aurait pu augmenter le personnel et développer les moyens d'instruction de manière à subvenir à tous les besoins et à rendre inutile l'établissement d'une école de médecine militaire. Sans connaître l'organisation qui vient d'être mise en vigueur chez nous, ces médecins allemands formulaient comme le meilleur un projet presque identique. Jusques dans les détails, ils s'accordaient avec les opinions de la plupart de nos collègues à la faculté de Strasbourg. Pour avoir beaucoup et de bons médecins militaires, disaient-ils, rendez la carrière avantageuse ; puis, créez des bourses pour ceux qui n'ont pas assez de fortune pour subvenir aux frais que nécessitent leurs études. Faites le moins de distinction possible entre les élèves civils et les militaires : point d'uniforme, point de casernement.

En un mot, j'entendais à Vienne la répétition des vœux émis chez nous. Je ne sais si les médecins militaires sont contents de leur sort, je n'ai pas eu l'occasion de m'en informer ; en tout cas, ils n'ont pas à se plaindre comme les nôtres de ne pas être assimilés. Le grade inférieur a rang de lieutenant, le plus élevé est assimilé à celui de colonel, à l'exception du chef de toute la médecine militaire qui a rang de général.

J'ai cherché, mon cher collègue, à vous donner un aperçu, quoique très-imparfait, des principales institutions médicales de Vienne. Pour visiter tous ces établissements, recueillir des renseignements sur leur manière de fonctionner, inscrire quelques notes dans le carnet et assister à la plupart des séances médicales du congrès, il a fallu déployer une certaine activité. Aussi étions-nous un peu fatigués de corps et d'esprit à la fin des cinq jours que nous voulions consacrer au séjour de Vienne. Nous renonçâmes donc volontiers à la dernière séance générale du congrès ; nous nous réjouissions de reprendre notre voyage, comme nous nous étions réjouis d'arriver à Vienne. Pour bien nous délasser, nous nous promettions de faire les touristes et de ne plus nous occuper de médecine, d'hôpitaux, de misères humaines ; vrai serment d'ivrogne, comme vous allez voir.

Mais avant d'entreprendre ce long voyage qui doit me ramener à Strasbourg, je sens le besoin de reprendre haleine, de digérer, de m'assimiler ce que j'ai vu et entendu. Je profiterai de ce repos pour examiner si dans cette dernière course j'ai recueilli assez de faits médicaux pour motiver une troisième lettre. Si je me décidais pour l'affirmative, je vous en demande pardon d'avance, mon cher collègue. Je sais combien vous avez d'indulgence pour votre tout dévoué,

V. STOEBER.

TROISIÈME LETTRE.

TRIESTE. — VENISE. — MUNICH.

Mon cher confrère,

Vous vous rappelez que les membres du congrès étaient invités à une excursion au Semmering, le dimanche 21 septembre. Nous qui voulions aller à Trieste, Venise, et retourner chez nous par le Tyrol et Munich, nous devions suivre le même chemin. Nous ne pouvions cependant nous joindre à nos collègues, car le convoi qui les emmenait devait les ramener le soir

Vienne, tandis que nous avions à continuer la route jusqu'à Laybach. Nous fûmes donc obligés de nous séparer d'eux et de prendre le convoi suivant, ce qui nous permettait de voir les membres du congrès attablés au haut de la montagne et vidant leurs verres à la santé de l'empereur et des ingénieurs qui ont conçu et exécuté cet ouvrage de géants.

J'avais d'abord l'intention, ainsi que je vous l'ai fait pressentir dans ma dernière lettre, de ne pas continuer ma correspondance. Je sens trop mon insuffisance pour me hasarder à décrire les merveilles de l'art et de la nature que j'ai pu admirer pendant ce voyage.

Vous avez sans doute vu des gravures qui représentent ce chemin de fer du Semmering qui doit relier Trieste à Vienne, en traversant les Alpes styriennes, et dont l'exécution a longtemps été considérée comme impossible. Mais combien ici la réalité surpasse les descriptions! Comment vous donner une idée de ce que j'ai éprouvé lorsque du fond de la vallée j'ai vu un convoi traînant les mille membres du congrès monter avec rapidité une rampe qu'un cheval ne gravirait que péniblement au pas, et arriver en moins de deux heures à deux mille pieds d'élévation! Comment vous décrire ces travaux cyclopéens devant lesquels pâlissent les ouvrages mêmes des anciens! Par quelles expressions peindrais-je ce paysage qui les encadre? Ces vallées, ces torrents, ces ruines, ces Alpes styriennes couvertes de neige! Et comment vous faire concevoir le cri d'admiration qui s'échappe de notre poitrine lorsque, à un tournant du chemin, nous voyons devant nous un viaduc à plusieurs arcades superposées, reliant entre elles deux montagnes séparées par une gorge profonde; le tout dominé par la tête neigeuse du Feldberg! l'art et la nature dans leurs manifestations les plus sublimes!

Si j'ai repris ma correspondance, c'est pour vous parler de quelques sujets qui se rattachent à nos études. Je ne vous dirai donc rien du pays qu'on parcourt après avoir traversé le tunnel qui se trouve au sommet du Semmering et sépare les deux versants; de la ville de Gratz, si délicieusement située, et qui, en 1843, a été le siége de la réunion des médecins et naturalistes allemands, sur l'invitation de l'archiduc Jean, qui résidait dans cette ville et y a créé des établissements scientifiques.

Quoique nous ayons séjourné cinq heures à Laybach, je ne connais cette ville que par son congrès. Nous y sommes arrivés par une nuit très-noire, et en sommes repartis avant le jour. C'est là que finit provisoirement le chemin de fer. On y prend la diligence pour Trieste.

Nous n'arrêtons nos places que pour Adelsberg ; nous n'aurions pas voulu traverser ce village sans aller visiter ses grottes de stalactites, réputées les plus belles qui existent. Conjointement avec deux voyageurs allemands, nous les faisons éclairer et nous suivons nos guides.

Notre attente n'a pas été trompée. Pendant une heure nous avançons dans l'intérieur de la montagne, d'abord en traversant sur un pont naturel un torrent qu'on entend mugir sous ses pieds sans le voir, et qui disparaît ainsi pour reparaître hors de la montagne à une lieue de là. Puis on s'engage au milieu d'un labyrinthe de stalactites et de stalagmites aux formes les plus variées et parfois les plus bizarres, et que, sans effort d'imagination, on compare aux objets dont le nom leur est donné par le guide. Ici une colonne, là une asperge, ailleurs une chaire, puis un étal de boucher, avec les tranches de lard pendues de chaque côté. L'image de la vierge d'un côté, la statue de saint Népomucène de l'autre ; une tête de lion, une loge de théâtre, et, enfin, le calvaire. Partout des festons, des draperies dont les bougies, placées derrière, font apprécier la cristallisation translucide.

Les vues les plus fantasques se succèdent, et l'on a peine à croire que la filtration imperceptible des eaux calcaires ait pu produire des effets si variés. Il est certain qu'un peintre tirerait de là les sujets d'admirables décors. Nous sommes sortis de ces grottes, ravis de leur avoir consacré quelques heures.

Pas loin de là se trouvent d'autres grottes moins curieuses sous le rapport de leur conformation, mais dans les eaux desquelles on prend ce singulier animal chlorotique qu'on a baptisé du nom de *protée*. Un de nos guides nous en montra un vivant qu'il avait pris récemment et qu'il conservait dans un bocal.

Satisfaits de notre journée, nous prîmes la poste pour arriver le soir même à Trieste.

Le pays que nous avions traversé depuis Laybach est extrêmement montagneux ; tantôt cultivé, tantôt aride ; des rochers partout ; des difficultés considérables surmontées déjà pour l'établissement de la voie ferrée. Mais, pour terminer, nous voyons tout à coup, à nos pieds, en arrivant sur une hauteur, la ville de Trieste splendidement illuminée par le gaz, et, plus loin, éclairée par la lune, la mer Adriatique, calme comme un enfant reposant à la douce lumière d'une veilleuse.

Trieste. Un sommeil réparateur avait dissipé les fatigues de la veille, et avant midi nous avions déjà fait ample connaissance avec cette belle ville de Trieste; nous avions admiré les larges rues dallées de la ville neuve et parcouru les ruelles montueuses de la vieille ville; nous avions visité le port, les points de vue principaux et quelques églises, entre autres l'église grecque si richement décorée. En traversant les marchés, nous nous étions convaincus que Trieste était une ville italienne par les mœurs et le langage de ses habitants, et par les productions du sol de ses environs. Il nous restait une demi-journée à employer. Nous venions de rencontrer le professeur KLOSE, de Breslau, qui arrivait de Vienne. Il fut décidé que nous visiterions ensemble les établissements hospitaliers et que nous ferions également ensemble le voyage de Venise et du Tyrol.

Les deux établissements qui attirèrent notre attention, furent l'Hôpital civil et le Lazaret.

L'*Hôpital civil* est un édifice tout neuf, situé dans une partie élevée de la ville et formant un vaste carré, renfermant dans son centre un grand jardin. Toutes les salles donnent sur le jardin, tandis que du côté de la rue règne un beau corridor avec de larges escaliers.

Les salles sont assez grandes; elles contiennent de 20 à 30 lits. J'ai trouvé ici la même disposition des croisées que j'ai déjà blâmée à Prague et à Vienne; elles sont à 1^m,80 au-dessus du parquet, éloignées les unes des autres, étroites, percées dans des murs très-épais et garnies de doubles fenêtres.

Cette disposition rend l'aération difficile, empêche les malades de regarder dans le jardin et donne aux salles un air de prison. On cherche une compensation à cela, en permettant aux malades un peu valides de descendre dans le jardin pendant deux heures; les hommes le matin, les femmes l'après-midi.

Le mode de chauffage des salles ne m'a pas non plus paru convenable. Au milieu de la salle, dans le mur qui le sépare du corridor, se trouve une ouverture par laquelle entre de l'air chaud. Cette ouverture se trouvant entre deux lits, tout près des oreillers, il me semble impossible que des malades puissent occuper ces deux couchettes.

Une disposition qui, par contre, est très-pratique, c'est qu'entre deux salles il y a chaque fois une chambre sous-divisée en deux compartiments; l'un contient les latrines, l'autre constitue la chambre à coucher des infirmiers. Si mes souvenirs ne me trompent, il y a là encore un âtre pour chauffer les cataplasmes, les tisanes, etc.

Cet hôpital contient 800 lits. Il renferme des services médicaux, chirurgicaux, la Maternité, des salles d'enfants et une division d'aliénés plus ou moins calmes. Ce rapprochement de services si divers n'est certes pas sans inconvénients.

En résumé, comme édifice, l'hôpital de Trieste est beau et monumental, mais les détails donnent prise à la critique.

J'ai vu bien des hôpitaux dans ma vie, mais, par je ne sais quelle cause, je n'avais jamais visité de *lazaret*. J'étais donc très-anxieux de savoir si on nous permettrait de pénétrer dans celui de Trieste. A tout événement, nous prenons un canot et nous nous faisons conduire au Lazaret, situé à l'extrémité occidentale de la ville. Nous y sommes reçus avec beaucoup d'affabilité par le directeur, qui s'empresse de nous montrer l'établissement dans tous ses détails.

Nous voyons d'abord le port de la quarantaine, c'est-à-dire le bassin dans lequel les bâtiments font quarantaine, et où nous en trouvons deux, un américain et un espagnol, venant tous deux de la Havane où sévit la fièvre jaune. Ils avaient eu des malades à bord en quittant la Havane; ceux-ci ont guéri en route, aussi la quarantaine ne sera-t-elle que de dix jours. Personne n'a débarqué; un des capitaines se promène cependant le long du bassin, mais avec défense de communiquer avec qui que ce soit. D'ailleurs, personne n'approche de ce bassin que les factionnaires et probablement quelques rares visiteurs comme nous, conduits par le directeur ou l'un des employés.

Les marchandises et les effets des deux bâtiments ont été débarqués et portés par les matelots eux-mêmes dans les magasins du lazaret, où ils sont soumis à la désinfection par un gardien, qui les étale, les remue et les passe au chlore. Ce gardien reste sans communication avec d'autres personnes jusqu'à ce que la quarantaine soit achevée.

Le lazaret contient un assez grand nombre de cours et de maisons. La partie principale est constituée par une immense cour entourée d'un côté de magasins pour les marchandises, de l'autre de bâtiments destinés aux voyageurs. Il y a là des logements d'un prix plus ou moins élevé, les uns réservés aux personnes aisées, les autres aux domestiques; il y a des écuries pour les chevaux, et enfin des cimetières séparés pour les différentes religions.

Dans l'angle de l'un de ces petits cimetières, se trouve le mausolée d'une jeune dame française, venue d'Odessa et morte phthisique pendant la quarantaine. Pauvre jeune femme! passer si vite sur cette terre, puis reposer dans le coin le plus reculé d'un lazaret, dans lequel personne ne pénètre, où il ne sera pas même permis à votre mari, à vos enfants de venir verser quelques larmes sur votre tombe! Quelle destinée; et que l'impression est triste qu'on emporte de cette tombe isolée!

Un laboratoire est destiné à la désinfection des lettres. Le procédé le moins sérieux consiste à percer les lettres d'un certain nombre de trous au moyen d'une pince, puis de les exposer à des vapeurs sulfureuses et salines.

Mais lorsque les lettres arrivent d'un pays où règne la peste, on les ouvre, on les déploie d'abord avant de les exposer aux vapeurs. Dans toutes ces manipulations, on ne touche les lettres qu'avec des pinces.

Ces manœuvres seraient trop longues si les lettres étaient très-nombreuses. Aussi, lorsque arrive la malle des Indes, si elle a traversé un pays où règne la peste, on met toutes les lettres dans un cylindre en fil de fer placé au-dessus de vapeurs sulfureuses, à une haute température, et on tourne le cylindre pendant dix minutes.

Toute cette organisation inspirerait une certaine terreur, si on ne voyait croître l'herbe dans les cours, de petits enfants s'y amuser et la rouille ronger les instruments du laboratoire. Nous n'en avons pas moins été très-satisfaits de notre visite au lazaret, et, après avoir exprimé au directeur notre reconnaissance pour l'accueil qu'il nous a fait, nous avons repris galment notre canot, en jetant un regard de commisération à ces pauvres matelots des bâtiments en quarantaine qui, après une longue traversée, ont touché le port sans pouvoir sauter à terre; vrai supplice de Tantale!

Nous pouvions partir pour Venise dans la soirée; mais une traversée par une belle journée nous tentait; nous espérions arriver en face du lion de saint Marc par un soleil radieux. Notre départ fut donc remis au lendemain matin.

Nous nous embarquâmes à sept heures du matin. Le temps était beau. Nos regards pouvaient suivre assez loin les côtes illyriennes. De nombreux officiers allaient en Italie. Tout le monde était sur le pont, se promenant, causant, fumant, mangeant. Mais bientôt le temps se troubla, la pluie commença à tomber, le vent devint violent, la mer houleuse ; il fut impossible de marcher sur le pont, un cigare s'éteignit après l'autre, une tête après l'autre se pencha par-dessus la balustrade, et nous pûmes faire nos études sur le mal de mer.

Moi qui n'ai jamais fait de traversée plus longue que de trente heures, je ne me hasarderai pas à dire mon mot sur cette maladie qui éprouve tant certaines personnes. Je ne sais même pas si ce que j'ai cru remarquer dans toutes mes traversées est juste, c'est que les individus qui, dès le départ, vont s'asseoir au milieu du bâtiment, près du mât ou près de la cheminée de la machine, et n'en bougent pas, sont les moins malades. Les premiers affectés sont ordinairement ceux qui se promènent beaucoup, qui s'exercent à marcher sur le pont, malgré le roulis.

Il y a des personnes qui croient se préserver en mangeant et en buvant. Un capitaine de hussards hongrois n'a pas discontinué de manger et de boire pendant les sept heures qu'a duré notre traversée: il n'a pas été un instant malade ; mais j'en ai vu d'autres qui ont largement arrosé la mer des nombreux verres de cognac et de madère qu'ils avaient avalés.

Dès que nous eûmes tourné le Lido et que nous fûmes entrés dans la lagune, tout le monde reparut sur le pont, le mal de mer avait disparu avec le roulis ; le ciel d'ailleurs s'était éclairci, comme pour nous souhaiter la bienvenue dans les eaux de l'Italie.

Que vous dirai-je de *Venise* sous le rapport médical ? Il s'agit bien de médecine quand on n'a que deux jours à rester dans cette ville aux grands souvenirs ! Aussi n'ai-je vu de son hôpital que le mur qui longe un canal que nous traversions en gondole, et la façade devant laquelle j'ai passé pour entrer dans une église.

Ce qui m'a frappé, c'est l'air tiède qu'on respire ; on se dirait dans un bain de vapeur. Il est probable qu'il n'en est pas toujours ainsi ; cependant la différence sensible que nous trouvions entre l'air vif du Lido, du côté de l'Adriatique, et l'air mou de la lagune, nous indiquait quel devait être le caractère prédominant de l'atmosphère vénitienne. Les constitutions à fibre sèche, les tuberculeux dont le poumon s'enflamme facilement, chez lesquels de nouvelles poussées tuberculeuses se font par suite de l'irritation des bronches, doivent admirablement se trouver du climat de Venise. Les lymphatiques, les scrophuleux, les chlorotiques, pullulent sans doute dans cette ville. Lorsque, en quittant cette magnifique place Saint-Marc, on s'enfonce dans les étroites ruelles qui l'entourent, qu'on traverse ces petits canaux dont les eaux noires baignent des façades presque aussi noires, on est saisi d'une espèce d'épouvante ; on se demande si, dans ces demeures, il fait jamais jour, et s'il est possible de se bien porter dans des maisons aussi lugubres et aussi humides.

Les touristes ne se hasardent point dans ces quartiers ; ils se promènent sur la place Saint-Marc, écoutent la musique autrichienne sur la Piazzetta, se font conduire en gondole dans le canal Grande, puis vous parlent de la magnificence de l'église Saint-Marc et des palais qui bordent le grand canal. Mais comme la réalité est loin de ces descriptions emphatiques ! Quelle triste désillusion ! Une superbe basilique, dont les mosaïques tombent du plafond et dont les murs se dégradent ; des gondoles noires, rapées, avec des gondoliers rapaces ; et quels palais ! Quelques colonnes ou un écusson comme indices d'une ancienne splendeur, puis des murs lézardés, avec des restes d'un récrépissage, des jalousies autrefois entières, aujourd'hui fermées et tombant en ruines. Quel triste métier que celui de maçon à Venise ! depuis un siècle on n'a ni récrépi, ni badigeonné une maison. On dit qu'un de ces malheureux ayant fait cet été un voyage à Strasbourg, se croyait dans la terre promise..... des maçons.

Vous voyez, mon cher collègue, que mon tableau de Venise n'est pas flatté et ne ressemble guère aux descriptions enthousiastes de certains voyageurs. Je ne suis cependant pas seul de mon avis. Avant mon départ de Strasbourg, une aimable dame, à laquelle je parlais de mon voyage, me disait : *si vous exécutez votre projet, ne voyez Venise qu'au clair de la lune.* Je vous dirai à mon tour : Suivez ce conseil, si vous voulez conserver les illusions et les souvenirs que vous ont laissés vos lectures sur la florissante et redoutable république des doges.

Venise est reliée à la terre ferme par un chemin de fer, établi sur un pont qui traverse les lagunes, et dont la longueur est de 3600 mètres. C'est la voie que nous prenons pour aller à Peschiera, sur les bords du lac de Garda.

Le pays que nous traversons est riche en culture, riche en beaux paysages, riche en objets d'art, et enfin riche en souvenirs historiques.

Les monuments anciens et modernes y abondent, les toiles du Titien et de Paul Veronèse s'y trouvent partout ; et lorsqu'on traverse la Brenta et l'Adige, qu'on passe devant Padoue, Vicence, Montebello, Vérone, quel Français ne se sentirait ému au souvenir de cette immortelle campagne d'Italie, où une armée déguenillée, presque abandonnée par un gouvernement sans force, mais confiante dans la destinée de son général, a su vaincre les armées les mieux organisées de l'Europe.

Nous qui avions hâte de retourner dans nos foyers, nous ne pouvions étudier ce pays, l'histoire des campagnes d'Italie en main. Nous nous sommes bornés à admirer les beaux sites qui encadrent surtout Vérone, mais qui sont malheureusement gâtés par les fortifications qui cachent la ville et qui couvrent les montagnes d'alentour.

Le lac de Garda, que nous traversons du sud au nord en bateau à vapeur, est remarquable par la beauté du paysage et par la végétation méridionale qui couvre l'une de ses rives, et qui n'existe pas ailleurs en Lombardie, qu'on ne retrouve que sur la corniche entre Gênes et Nice et dans le royaume de Naples. La rive et les flancs des montagnes abruptes qui l'enserrent, sont couvertes de figuiers, de lauriers, de grenadiers, d'oliviers et de citronniers.

Ce qui prouve cependant que le climat est ici un peu plus froid que sur la rivière de Gênes, c'est que les citronniers ont besoin d'être couverts dans la saison rude. On les plante en terrasses, et de distance en distance on établit des murs ou des pieux, sur lesquels, en hiver, on étend des nattes.

Ces terrasses, ces bois d'oliviers, les villes et villages baignant leurs pieds dans les eaux, les routes taillées dans le roc sur le flanc des montagnes aux formes hardies, font de ce lac un des plus pittoresques que je connaisse. Ses bords, si bien abrités, si peu exposés au froid, à en juger par leur végétation, ne seraient-elles pas un séjour favorable à certains malades qui, en hiver, fuient nos climats plus rudes ? On dit cependant que ce lac, calme comme une glace le jour que nous l'avons traversé, est souvent agité par des ouragans.

Je ne vous décrirai pas, mon cher ami, le voyage que nous

avons fait en voiture depuis Riva, à l'extrémité du lac de Garda, jusqu'à Munich, en traversant Roveredo, Trente, Bolsano, Brixen, Inspruck ; en un mot, le Tyrol dans toute sa longueur. Ma plume n'est pas faite pour le genre descriptif. Les auteurs d'impressions de voyage ont tout dit sur ce pays aux sites délicieux, aux formes colossales, digne rival de la Suisse.

Mais, en passant la frontière autrichienne, en entrant en Bavière, jetons un regard rétrospectif sur quelques détails de tout voyage en Autriche, et qui ne sont pas sans rapport avec l'état sanitaire des voyageurs.

Si j'étais un voyageur économiste, j'examinerais s'il est bien prudent pour un gouvernement de n'avoir d'autre argent que du papier, comme cela se voit à Vienne, et si ce n'est par trop compter sur la confiance publique.

Je me demanderais aussi s'il est digne d'un gouvernement de voir son propre argent ne pas avoir cours dans une partie de ses États ; je signalerais le fait qu'à Venise et dans le reste de l'Italie autrichienne on ne prend pas le papier, on le refuse même dans les administrations des bâteaux à vapeur et des chemins de fer. Je trouverais très-singulier que les Italiens eussent pris pour unité monétaire le *Zwanziger* (pièce de 20 kreutzers), mot qui jure dans leur bouche, et l'eussent divisé en centimes.

Comme médecin, j'ai d'autres remarques à faire, et vous serez étonné quand vous saurez qu'elles se rapportent aux chemins de fer et aux passe-ports.

En mettant les pieds sur le territoire autrichien à Bodenbach, entre Dresde et Prague, nous fûmes frappés de la construction des wagons dans lesquels on nous fit entrer. Ces voitures des chemins de fer autrichiens sont très-longues, séparées en deux parties latérales par un couloir, établi pour faciliter la circulation des employés et des gendarmes. Dans leur longueur, ces voitures sont divisées tantôt en cabinets de huit places, tantôt les cloisons ne sont que des dossiers, et l'on peut voir d'un bout à l'autre du wagon. Je parle des voitures de deuxième classe qui correspondent à notre première classe ; nos coupés constituant la première classe en Allemagne.

La disposition de ces voitures a deux inconvénients : le premier, qui nous a vivement incommodé avant d'arriver à Prague, est une vibration singulière, déterminée sans doute par la longueur des wagons. Cette vibration se communiquait aux os du crâne et à la membrane du tympan ; elle était tellement désagréable que beaucoup de voyageurs cherchaient à se soulager en se serrant les tempes et les oreilles entre les deux mains. Les nombreux médecins qui se trouvaient dans la voiture, s'accordaient à dire que des femmes nerveuses ne supporteraient pas cette vibration agaçante, se trouveraient mal ou seraient prises d'affections spasmodiques. Notre tempérament et celui de nos compagnons nous ont mis à l'abri d'accidents pareils.

Le second inconvénient de ces voitures longues, c'est le courant d'air incessant auquel on est exposé. Sur un si grand nombre de voyageurs, il y en a toujours plusieurs qui aiment à avoir la fenêtre ouverte, surtout lorsque, dans la même voiture, il y a vingt à trente personnes qui fument. Il en résulte une circulation d'air, de véritables courants, qui sont très-désagréables et peuvent même être fâcheux pour certaines constitutions délicates.

A la rigueur on peut, jusqu'à un certain point, se garantir en s'enveloppant de la tête aux pieds dans son manteau. Mais nul moyen au pouvoir d'un mortel ne peut le préserver de la plus grande plaie du voyageur en Autriche. Vous devinez que je veux parler du passe-port.

Je ne sais si en Autriche il y a moins de fripons qu'ailleurs ; j'en doute. Ce qui est certain, c'est que tout voyageur est considéré comme tel, et que, du moment où il met le pied sur le sol autrichien, il est surveillé, on suit ses pas, on trace un cordon sanitaire autour de lui, et on le pousse peu à peu hors du pays. Sous le rapport de l'hospitalité pour les étrangers, l'Autriche est à placer immédiatement après le Japon et la Chine.

Vous vous imaginez peut-être que le voyageur qui a son passe-port en règle, en est quitte à bon marché. Erreur complète ! On ne vous laisse pas un instant de repos. En entrant dans le pays, vous montrez le passe-port ; il est inscrit, copié, vérifié avec la loupe, paraphé.

On vous le demande à l'entrée de chaque ville, à l'hôtel, au bureau des diligences, à la station du chemin de fer. Vous êtes enfin casé dans un wagon, vous espérez dormir. Ah oui ! Vous comptez sans les employés, la police, les gendarmes. On a bien d'autres soucis que celui de votre repos. Monsieur, votre passe-port ! Monsieur, votre bulletin ! c'est le refrain qui se répète incessamment jusqu'à l'arrivée.

Cette investigation continue, cette défiance perpétuelle, sont comme des coups d'épingles répétés ; elles vous agacent les nerfs. On finit par se tâter, par se demander si effectivement on n'est pas un mauvais drôle, et, lorsqu'on peut se rendre le témoignage qu'on n'est ni un assassin, ni un voleur, on finit par se révolter contre ce système d'inquisition. Malheur alors à ceux dont le tempérament nerveux, méridional, supporte mal ces contrariétés. Ils éclatent en invectives contre le pays, contre la police. Ils sont perdus ; on finira bien par les trouver en défaut, ne fût-ce que d'un quart de lieue qu'ils auraient fait de trop ou à côté de la route tracée.

Mon compagnon et moi qui, comme vous savez, sommes des gens calmes, grâce sans doute à un reste de sang allemand qui nous a été légué par nos ancêtres, nous ne nous emportions pas ; nous rongions notre frein ; nos nerfs étaient tendus ; mais nous n'éclations pas. Nous soupirions cependant à la fin après le moment où nos nerfs pourraient se reposer à la vue d'autres couleurs.

En franchissant la frontière bavaroise, on se sent tout à coup délivré d'un grand poids ; on fait une profonde inspiration, on se sent revivre. C'est un effet physiologique qu'ont éprouvé la plupart des voyageurs auxquels j'ai parlé avant mon départ comme depuis mon retour.

On quitte donc avec plaisir ce sol inhospitalier de l'Autriche ; et cependant quel beau pays ! que de belles institutions il possède ! combien ses habitants sont bons et affables ! quel contraste étrange !

Conclusion générale : Si vous tenez à ménager votre système nerveux, à ne pas vous faire du mauvais sang, si vous faites un voyage d'agrément, et à plus forte raison, un voyage pour rétablir la santé, ne mettez pas les pieds dans les États autrichiens.

Nous voici en Bavière. Nous arrivons à *Munich* de bon matin. Je ne croyais pas que j'aurais quelque chose à vous communiquer sur cette ville, que vous avez si bien décrite dans l'une de vos intéressantes lettres[1].

C'est la *Gazette médicale* de Strasbourg à la main que j'ai visité toutes les institutions dont vous y avez parlé. Mais dans

---

[1] *Excursion médicale en Allemagne.* Lettre adressée à M. le professeur STOEBER, par G. TOURDES, professeur à la faculté de médecine de Strasbourg (*Gaz. méd. de Strasbourg*, 1855, n° 7).

cette ville nouvellement universitaire on continue à développer les institutions scientifiques, et on le fait avec un luxe qui dépasse tout ce qui se fait ailleurs. A l'Université, à l'Hôpital général, à l'anatomie et aux autres établissements que vous avez mentionnés avec détail, il faut joindre aujourd'hui la *nouvelle Maternité* qui était ouverte depuis trois jours quand nous l'avons visitée, et qui, sous le rapport de l'architecture, n'a pas de rivale.

La distribution intérieure est également bien ordonnée. La masse d'eau dont on peut disposer dans toutes les pièces, dans les corridors, dans les latrines; le renouvellement de l'air qui se fait d'après le même système qu'à l'Hôpital général, rendront sans doute cette maison une des plus salubres de toutes celles qui ont la même destination.

Les accouchements sont au nombre de 1200 à la Maternité de Munich. Les femmes y sont reçues gratuitement lorsqu'elles sont Bavaroises; elles paient lorsqu'elles viennent de pays étrangers. Toutes emportent leurs enfants, contrairement à ce qui se fait à Vienne.

Cet établissement sert à l'instruction des étudiants et des sages-femmes; mais, au lieu d'y établir deux divisions, on a préféré se faire succéder l'enseignement de ces deux classes d'élèves. Les étudiants en médecine sont admis à la clinique du 1ᵉʳ décembre au 31 juillet, et les sages-femmes du 1ᵉʳ août au 30 novembre. Ces dernières doivent donc être formées en quatre mois. A cet effet, on les fait travailler du matin au soir; on leur donne des indigestions de science.

On aura beau faire, on n'empêchera pas que quatre mois seront toujours un temps trop court pour donner à une femme venant de son village, des notions suffisantes pour en faire une sage-femme instruite.

Une institution que nous ne possédons pas en France et qu'il faut également ajouter à toutes celles que vous avez visitées à Munich, c'est l'*Institut physiologique*, qui vient d'être achevé. C'est là que se trouve le cabinet d'anatomie comparée, un amphithéâtre des cours, des cabinets de travail pour les trois professeurs BISCHOFF, PETTENHOFER et HARLESS.

Chaque professeur a son laboratoire. Puis on y voit une grande salle servant d'école pratique, où les élèves sont exercés aux recherches microscopiques. Derrière le bâtiment principal se trouvent les écuries qui renferment les animaux destinés aux expérimentations physiologiques. Puis, dans la cour, une piscine, divisée en compartiments, recèle les animaux aquatiques qui servent également aux démonstrations et aux expériences.

Vous voyez, mon cher collègue, que cet établissement est richement doté, et que, depuis votre voyage à Munich, des moyens d'instruction nouveaux se sont ajoutés aux sources déjà nombreuses que vous y avez trouvées.

Je ne vous dirai rien des hommes attachés aux différents établissements. Ils étaient presque tous absents. Je n'ai fait qu'entrevoir le professeur PFEUFER. Par contre, M. BRAUN, professeur d'accouchements, nous a montré lui-même la Maternité, et M. le docteur ROTHMUND fils, dont vous connaissez l'affabilité, nous a servi de guide à l'hôpital, et m'a fait voir la clinique ophthalmologique, qu'il a créée de ses propres fonds. Nous avons eu de plus la bonne fortune de rencontrer à l'anatomie les professeurs HUSCHKE, de Iéna, et HENLE, de Gœttingue, qui profitaient de leurs vacances pour visiter la capitale de la Bavière, et avec lesquels nous pûmes raviver nos souvenirs du congrès de Gœttingue.

Notre séjour à Munich avait donc été agréable et instructif.

Nous avions d'abord projeté de revenir à Strasbourg par Nuremberg et Wurtzbourg. C'eût été allonger notre tournée, et déjà nous avions épuisé, et au delà, le temps que nous voulions consacrer à ce voyage. D'ailleurs, physiquement et intellectuellement, nous étions fatigués. En dix-sept jours, nous avions parcouru de grandes distances. Nous avions vu bien des choses remarquables, bien des hommes distingués, et récolté bien des notions utiles. Nous sentions le besoin de recueillir nos souvenirs, de les fixer, de ne pas les effacer par des impressions nouvelles.

D'un commun accord, nous fîmes le sacrifice du reste de la tournée. Le 1er octobre, après avoir pris congé de notre compagnon, le professeur KLOSE, de Breslau, nous montâmes en wagon, et le soir j'étais rendu à ma famille et à mes travaux habituels.

Je serais allé le lendemain vous serrer la main, si Bade, cette nouvelle Capoue, ne vous retenait loin de vos amis. En attendant que le mois de novembre vous rappelle, accueillez cette missive avec l'indulgence que vous avez montrée à ses aînées, et

recevez, de la part de son auteur, l'assurance d'un entier dévoue-
ment.

Strasbourg, le 5 octobre 1856.   V. STOEBER.